国际糖尿病中心健康教育系列丛书

糖尿病患者自我管理实践

妊娠糖尿病
Gestational Diabetes
BASICS

原　著　International Diabetes Center
主　译　董建群　姜莹莹
副主译　董文兰　毛　凡
译　者（按姓氏笔画排序）：
　　　　毛　凡　巫海娣　吴　蕾
　　　　张　珊　姜莹莹　娄青林
　　　　董文兰　董建群

国际糖尿病中心 International Diabetes Center（IDC）　　　著
中国疾病预防控制中心慢性非传染性疾病预防控制中心　　组织编译

U0295020

人民卫生出版社

英文版由国际糖尿病中心在 2014 年以 Gestational Diabetes BASICS 的书名出版。国际糖尿病中心将本书中文版的翻译权授予中国疾病预防控制中心慢性非传染性疾病预防控制中心，上述单位对本书中文版负全责。

图书在版编目（CIP）数据

糖尿病患者自我管理实践. 妊娠糖尿病 / 国际糖尿病中心著；董建群，姜莹莹主译. —北京：人民卫生出版社，2018

书名原文：Gestational Diabetes BASICS

ISBN 978-7-117-26010-7

Ⅰ. ①糖…　Ⅱ. ①国… ②董… ③姜…　Ⅲ. ①妊娠合并症－糖尿病－治疗　Ⅳ. ①R587.105

中国版本图书馆 CIP 数据核字（2018）第 021013 号

| 人卫智网 | www.ipmph.com | 医学教育、学术、考试、健康，购书智慧智能综合服务平台 |
| 人卫官网 | www.pmph.com | 人卫官方资讯发布平台 |

糖尿病患者自我管理实践

妊娠糖尿病

主　　译：董建群　姜莹莹
出版发行：人民卫生出版社（中继线 010-59780011）
地　　址：北京市朝阳区潘家园南里 19 号
邮　　编：100021
E - mail：pmph @ pmph.com
购书热线：010-59787592　010-59787584　010-65264830
印　　刷：北京铭成印刷有限公司
经　　销：新华书店
开　　本：710×1000　1/16　　印张：5.5
字　　数：102 千字
版　　次：2018 年 3 月第 1 版　2019 年 3 月第 1 版第 2 次印刷
标准书号：ISBN 978-7-117-26010-7/R · 26011
定　　价：20.00 元
打击盗版举报电话：010-59787491　E-mail：WQ @ pmph.com
（凡属印装质量问题请与本社市场营销中心联系退换）

We applaud your efforts to improve the lives of people with diabetes through education and awareness. Empowering patients with the knowledge, skills and confidence for optimal diabetes self-management is a noble cause that will be rewarded with improved health and prosperity.

——Richard M. Bergenstal, MD

Richard M Bergenstal

Gregg Simonson, PhD

Gregg Simonson

（国际糖尿病中心）

在这里，您将会收获一份知识，一份技能，一份关怀，一份成长，为您构建糖尿病患者的美好生活。

—— 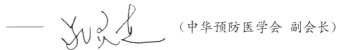 （中国工程院院士 中华预防医学会 会长）

我们做糖尿病教育，不是为了告诉患者应该做什么，而是要告诉他们该如何去做，这本书做到了！

—— 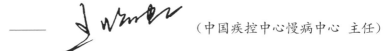 （中华预防医学会 副会长）

传播知识，助力糖尿病教育实践；自我管理，促进糖尿病患者教育；以人为本，提高糖尿病患者生存质量。

—— 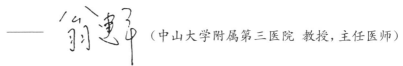 （中国疾控中心慢病中心 主任）

知行合一，知识改变命运。

—— 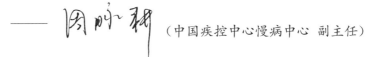 （中山大学附属第三医院 教授，主任医师）

授之以鱼不如授之以渔。本书实用的糖尿病生活技能将为您打开一扇通往美好生活的新大门！

—— （中国疾控中心慢病中心 副主任）

努力学习，不断实践。科学管理，事半功倍。医患同心，方能治病。健康与否，本人是第一责任人。让我们共同学习，了解糖尿病，战胜糖尿病。

——**许樟荣**（中国人民解放军第306医院 糖尿病中心主任，主任医师）

写在前面的话

北京的夏初，鲜花娇艳，绿叶葳蕤，洋溢着盎然的生机与活力。在这生机盎然的季节里，我们开始了这套糖尿病系列图书的译稿工作。

放眼天际，心情激荡。

小草纤柔、苍松傲然，春夏秋冬是大自然的脚步。人的生命亦是如此。幸福与磨砺、健康与疾病，人的一生难免经风沐雨，这些是构架生命的元素；生老病死，是生命的自然轮回！

著名诗人刘湛秋说，生命是一个人不可转让的专利。而我们要说，健康是这份专利的核心价值。

健康是握在每个人自己手中的一把金钥匙。有了这把钥匙，无论你是在经历疾病的坎坷还是命运的荆棘，你都可以活出生命的精彩！

如何让您拥有这把钥匙，正是编译此套教材的初心。

本套图书包括了《糖尿病患者自我管理实践——2 型糖尿病》《糖尿病患者自我管理实践——胰岛素的使用》《糖尿病患者自我管理实践——妊娠糖尿病》以及包括糖尿病衣食住行九大方面知识技能的合订本《糖尿病患者自我管理实践——做自己的糖尿病管家》。该系列图书已在美国糖尿病病人日常管理使用多年，深入人心，备受广大读者青睐。

"他山之石，可以攻玉"。我们与美国国际糖尿病中心合作，将此系列图书翻译成中文，就是想让您以及更多的糖尿病患者掌握自我健康管理的金钥匙。

我们知道，此套图书称不上是您健康生活的饕餮盛宴。但是，我们真诚地希望通过此套图书，能够给中国的糖尿病患者及其家人，以及从事糖尿病诊疗管理的专业技术人员献上一份提升理念与技能的营养快餐。

掩卷长思，心存感激。

我们衷心地感谢美国国际糖尿病中心同道的鼎力支持；

我们向为本书的翻译、审稿、定稿工作日夜辛劳，付出了辛勤劳动的同事、学者和研究生们致以深深的敬意；

同时，感谢参与本书审核的领导和专家！

"雄关漫道真如铁，而今迈步从头越"。

涅槃重生，我们满怀希望；春华秋实，我们深耕细耘！让我们共同努力，拥有自我健康管理的金钥匙，做自己健康的守门人。

董建群　姜莹莹

2017年6月

原著编者

Anders Carlson, MD

Anthony Pojman, DPM

Arlene Monk, RD, LD, CDE

David Kendall, MD

David Randal, PsyD, LP, CDE

Diane Reader, RD, LD, CDE

Ellie Strock, APRN-BC, CDE

Gail Radosevich, RD, LD, CDE

Glenn Matfin, MD

Gregg D. Simonson, PhD

Jan Pearson, BAN, RN, CDE

Janet Davidson, BSN, RN, CDE

Jeanne Mettner

Jessica Conry, BSN, RN, CDE, CFCN

Jill Flader, MS, RD, LD, CDE

Karol M. Carstensen

Kathleen Reynolds, RN, CDE

Katie Colón

Kimberly Gunyou, RD, LD, CDE

Kristin Kunzman, PsyD, LP

Laurie Eckblad Anderson

Mamie Lausch, MS, RN, RD, CDE

Mary Droogsma, BSN, RN

Mary Van Beusekom

Mary Ziotas, RD, LD

Megan McGinnis

Molly Woodard

Nancy Cooper, RD, LD, CDE

Patti Rickheim, MS, RN, CDE

Peter Garske, MD

Richard M. Bergenstal, MD

Ronica Norton, RN

Ruth Taswell

Shareen Marshall, RD, LD

Shey Larson, NP, CDE

Stacey Seibel, PhD, LP

Stephanie Critchley, MS, RD, CDE

Susan Sorensen, RD, LD, CDE

Tricia Zubert, RN, CNP

William Borkon, MD

原著致谢

Anders Carlson, MD

Anna Vannelli, MS, RD, LD, CDE

Colleen Fischer, RD, LD, CDE

Deanne Kendhammer, RN, CDE

Diane Reader, RD, LD, CDE

Glenn Matfin, MD

Janet Davidson, BSN, RN, CDE

Janet Lima, MPH, RN, CDE

Jessica Conry, BSN, RN, CDE

Jill Flader, MS, RD, LD, CDE

Julie Sandlin, BSN, RN

Kathryn Hoepker, MSN, RN

Kristin Carlson, RD, LD, CDE

Kristin Kunzman, PsyD, LP

Lesley Johnson, RN

Mamie Lausch, MS, RN, RD, CDE

Marcia Meier, BAN, RD, CDE

Maren Nelson, RN, CDE

Margaret Powers, PhD, RD, CDE

Marlene Spates, RN

Mary Droogsma, BSN, RN, CDE

Mary Ziotas Zacharatos, RD, LD, CDE

Maureen Kayser, BSN, RN, CDE

Melissa Klohn, RD, LD, CDE

Michael Fischer, MS, RD, LD

Nancy Cooper, RD, LD, CDE

Nancy Waldbillig, RD, LD, CDE

Paula Ekerholm, MS, RD, LD, CDE

Richard M. Bergenstal, MD

Ronica Norton, BSN, RN, CDE

Stephanie Critchley, MS, RD, LD, CDE

Sue Sorensen, RD, LD, CDE

Thomas W. Martens, MD

致 谢

中文版能够顺利出版要特别感谢在书稿翻译过程中江苏省省级机关医院的娄青林、巫海娣以及国际糖尿病中心（IDC）及 Jane Norstrom 女士给予的大力支持和帮助。

国际糖尿病中心介绍

隶属于 Park Nicollet 的国际糖尿病中心位于明尼阿波利斯的郊区。国际糖尿病中心可以为糖尿病患者、他们的家庭以及护理人员提供世界一流的糖尿病护理、教育和临床研究服务。因其拥有的国际临床、教育、产品和服务项目，该中心被国际界所认可。

国际糖尿病中心出版物

国际糖尿病中心为卫生专业人员和患者提供许多出版物。出版物包括糖尿病教育课程、数据收集表格、临床资源、教学工具、简易读本、糖尿病自我管理手册、我的饮食计划等等。这些产品获得的收益用来支持糖尿病研究和教育。

想了解更多关于国际糖尿病中心的信息，请访问：idcpublishing.com 或拨打电话 1-888-637-2675.

目　录

前　言

当被告知患有妊娠糖尿病时，您可能会有很多的疑问和顾虑。您可能想知道什么是妊娠糖尿病？它会对您和宝宝的健康造成怎样的影响？分娩后还会有糖尿病吗？本书可以回答这些问题，并帮助您成功管理好妊娠糖尿病。这本书包含了三次课的内容，您将会学到：

- 通过饮食和身体活动来管理妊娠糖尿病
- 检测和记录血糖
- 在必要的情况下启用药物治疗和调整用药
- 产后的自我管理，包括再次妊娠的注意事项
- 预防 2 型糖尿病

糖尿病管理团队会帮助您共同管理妊娠糖尿病。团队成员除糖尿病专科医生外，还有产科医生或助产士，以及医师助理、主管护师（NP）、注册护士（RN）、注册营养师（RDN）、心理医生、社会工作者、药剂师和有资质的糖尿病教育者（CDE）。

若想拥有一个健康的孕期和一个健康的宝宝，患有妊娠糖尿病的准妈妈需要得到额外的照顾。准妈妈可以做不少事来确保母子的健康。通过积极地自我管理，您学到的知识和掌握的技能将有助于您和宝宝的健康。

和您的配偶或伙伴、家人、朋友以及糖尿病管理团队分享您的感受吧。他们可以为您提供支持和照顾，让您的孕期感觉更好。

第一课

欢迎

本次课会帮助您了解什么是妊娠糖尿病以及如何管理它。您将会学到：

- 妊娠糖尿病的病因（第4页）和高血糖的可能原因（29页）
- 如何治疗妊娠糖尿病以及治疗目标（8页）
- 血糖检测的重要性，何时以及如何测血糖，血糖控制目标以及记录血糖检测结果的重要性（10～13页）
- 如何执行饮食计划以及如何计算碳水化合物的量（19～21页）
- 如何读懂食品标签 / 营养成分表（22页）
- 选择健康食物、限制糖分摄入和估算食物份量的重要性（24～25页）
- 身体活动如何降低血糖（26～27页）
- 情绪管理在血糖控制过程中的重要性（28页）

什么是妊娠糖尿病

妊娠糖尿病是指仅在妊娠期发生的一种糖尿病，大约有 5% 的孕妇会发生。

和其他类型的糖尿病一样，发生妊娠糖尿病意味着您的血糖过高。为了更好地理解妊娠（怀孕）对血糖的影响，最好先了解一下人体是如何利用葡萄糖的。

人体是如何利用葡萄糖的

人体将摄入的大量食物分解为葡萄糖（葡萄糖是血液中糖的一种形式），并通过血液循环将葡萄糖输送到全身各处的细胞，细胞利用葡萄糖为身体提供需要的能量。

人体胰腺（胃附近的一个器官）的 β 细胞分泌的胰岛素可以帮助葡萄糖进入细胞。胰岛素吸附在细胞表面，帮助葡萄糖从血液中进入细胞内。通常情况下，人体分泌的胰岛素能够维持体内血糖的正常水平。

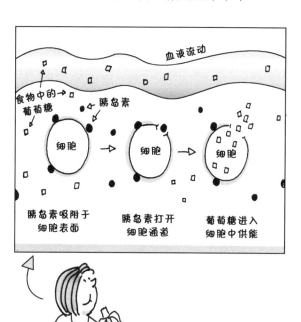

妊娠对血糖的影响

怀孕时,孕妇体内的葡萄糖会通过胎盘传输给宝宝。葡萄糖为宝宝提供了成长所需的营养。

与此同时胎盘会分泌一种激素,使孕妇体内的细胞阻止胰岛素正常工作。葡萄糖进入细胞内变得困难,因此人体需要分泌更多的胰岛素来维持正常的血糖水平。

孕后期,孕妇需要的胰岛素是平时的 2～3 倍。如果胰腺无法分泌足够的胰岛素,那么孕妇的血糖就会升得过高,导致妊娠糖尿病。通常婴儿娩出后妊娠糖尿病就消失了。

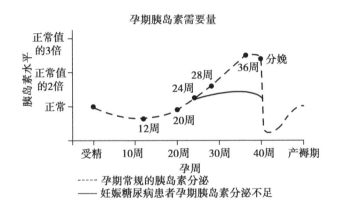

孕期胰岛素需要量

5

妊娠糖尿病对宝宝的影响

如果孕妇血糖过高,那么母体将会把额外的葡萄糖输送给宝宝。孕期高血糖将会给宝宝带来以下健康风险:

- 巨大儿
- 新生儿低血糖症

如果孕期宝宝体重过大(巨大儿),分娩时将对母亲和宝宝都带来危险。妊娠糖尿病可能会导致宝宝的肩膀和胸部过宽。

宝宝体重过大意味着孕妇很有可能需要实施剖宫产,宝宝也有可能会终身面临体重的问题以及较高的罹患 2 型糖尿病的风险。

如果孕期宝宝从母亲体内获取的葡萄糖过多,宝宝的胰腺就会分泌更多的胰岛素。分娩后,母体不再提供额外的葡萄糖,但是宝宝依旧会分泌过量的胰岛素,这样就导致了新生儿的低血糖,这时需要给予静脉滴注葡萄糖使宝宝血糖维持在正常水平。

不要担心,如果您能关注以下这些内容就可以避免上述情况的发生:

- 调整饮食和生活习惯
- 根据糖尿病管理团队的建议规律进行血糖检测
- 根据糖尿病管理团队的建议定期随访
- 如有必要遵医嘱服药

妊娠糖尿病的诊断

妊娠糖尿病的筛查采用口服葡萄糖耐量试验：

- 有糖尿病风险的孕妇在孕期0～12周时进行筛查
- 所有孕妇在孕期24～28周时进行筛查

口服葡萄糖耐量试验（OGTT）

OGTT检测3或4个不同时间点上的血糖水平：

- 首先，在早上检测孕妇空腹8小时以上的血糖水平（空腹是指除了水以外不进食任何食物）。
- 然后，孕妇喝一些糖水，检测喝糖水后1小时、2小时、3小时（可选）的血糖水平。

诊断妊娠糖尿病目前有2种OGTT检测方法（如下表所示检测方法1和检测方法2）。表中列出了不同方法、不同检测时间点的正常血糖上限值。有1个或多个检测结果超过正常值即可被诊断为妊娠糖尿病。

检测时间	OGTT 检测方法 1（超出正常值）	OGTT 检测方法 2（超出正常值）
空腹	92mg/dl（5.1mmol/L）或以上	95mg/dl（5.3mmol/L）或以上
1 小时	180mg/dl（10.0mmol/L）或以上	180mg/dl（10.0mmol/L）或以上
2 小时	153mg/dl（8.5mmol/L）或以上	155mg/dl（8.6mmol/L）或以上
3 小时	—	140mg/dl（7.8mmol/L）或以上

妊娠糖尿病的治疗

妊娠糖尿病的治疗目标是保证孕期血糖处于正常水平。糖尿病管理团队会和您一起商量制定治疗方案，以帮助实现血糖达标。

饮食计划 吃什么、吃多少、什么时候吃都会影响血糖水平。因此，饮食计划是妊娠糖尿病治疗必不可少的环节（本书 14 页）。

身体活动 在日常生活之外增加一些身体活动对人体是有好处的（医生要求限制身体活动者除外）。身体活动有助于保持血糖达标，同时还能改善心情（本书 26～27 页）。

药物治疗 有些患有妊娠糖尿病的孕妇需要服药来降低血糖。治疗妊娠糖尿病的常见药物（本书 42 页）包括：

- 胰岛素（针剂）
- 格列本脲（片剂）
- 二甲双胍（片剂）

妊娠糖尿病可选择的治疗方案

饮食计划

饮食计划+身体活动

饮食计划+身体活动+口服降糖药

饮食计划+身体活动+胰岛素

检测血糖

检测血糖是了解您的治疗方案是否有效的一个重要途径。

可以用血糖仪来自测血糖。血糖仪通过一小滴血就可以检测血糖（通常用指尖血），并在仪器的屏幕上显示出血糖值。糖尿病管理团队会教您如何正确使用血糖仪。

何时检测血糖

每天至少测 4 次血糖：

- 早餐前（起床后即测最佳）
- 吃第一口早餐后 1 或 2 小时
- 吃第一口午餐后 1 或 2 小时
- 吃第一口晚餐后 1 或 2 小时

糖尿病管理团队可能会要求您检测其他时间点的血糖，比如餐前、睡前、夜间。刚开始测血糖时可能会有点难度，但是经过一段时间的练习，您就会发现测血糖变得很容易了。

血糖控制目标

孕期的血糖水平保持在正常范围内，可以帮助宝宝：

- 正常发育
- 顺利的分娩和出生后的健康

下表根据检测血糖的时点列出了推荐的血糖控制目标（表格的中间一栏）。您的糖尿病管理团队可能会基于您的健康需求帮您制定不同的控制目标。请把您的目标写在下表中最右边的一栏里。

检测时点	目标值	您的目标值
早餐前（空腹）	60～95mg/dl（3.3～5.2mmol/L）	
餐后 1 小时	低于 130mg/dl（7.2mmol/L）	
餐后 2 小时	低于 120mg/dl（6.7mmol/L）	

记录检测结果

将您所有的血糖检测结果记录到血糖记录本上（如下图所示）。

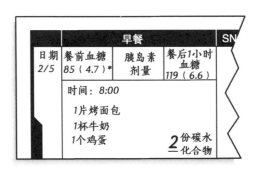

* 括号中血糖值的单位为 mmol/L

观察自己的血糖值，找出您血糖波动的规律。比如，一天内某些时候的血糖值总是高于其他时点的血糖值。

将这个波动规律告诉您的糖尿病管理团队，您的治疗方案可能需要进行调整。

如何测血糖

下文讲解了大多数血糖仪测血糖的步骤。您可以参考血糖仪说明书了解更多的信息。

1. 先用肥皂和温水洗手，或用酒精擦手（不要用凝胶、泡沫或液体消毒剂），然后把手擦干。

2. 在采血笔上装上采血针。每次测血糖必须使用新的采血针。

3. 手臂下垂，甩动几下，使血液流向手指部位。

4. 将试纸条插入血糖仪。

5. 用采血针在手指指腹的侧面采血。每次测血糖换用不同的手指。

6. 轻轻挤压或按摩手指，直到出现一滴血。

7. 把这滴血滴在试纸条上，然后等待血糖仪读出血糖值。

8. 在您的血糖记录本上记下这个血糖检测值（参考第11页）。

9. 把采血针丢在锐器收纳盒中。

锐器的处理

您可以在医院药房或者药店买一个锐器收纳盒。一些药房或药店也会回收您用过的锐器收纳盒，并帮您处理掉。如果药房或药店不回收这些盒子的话，您可以联系垃圾回收人员或者当地相关的卫生机构。他们会告知您，在您所在区域处理这些锐器收纳盒的相关信息。

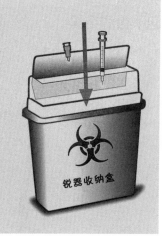

获得准确的血糖检测结果

您和您的糖尿病管理团队会根据血糖检测结果来决定治疗方案，所以一定要确保检测结果的准确性。请参考下面的建议来保管好血糖检测试纸：

- 试纸条要密封、干燥、原装保存（36～46℉或者2～8℃）
- 查看试纸条的说明书，确定试纸条启用后可以保存多久
- 不要使用过期的试纸条

如果您对血糖仪或试纸条有疑问，请拨打血糖仪上的免费咨询电话或登录血糖仪官网进行查询。大多数血糖仪生产厂商提供24小时技术支持。

执行饮食计划

对于患有妊娠糖尿病的孕妇来说，孕期获取充足的营养是非常重要的。

您的糖尿病管理团队会帮助您制定一份健康的饮食计划，以保证您获取充足能量的同时满足宝宝的健康成长。您的饮食计划主要用来指导您可以吃哪些食物、什么时候吃以及吃多少。饮食计划中应当包含多样化的健康食物，比如全谷物、蔬菜、水果、瘦肉和低脂乳品。

坚持饮食计划有助于：

- 维持血糖达标
- 为孕妇和宝宝提供充足的营养
- 保持孕期的健康体重

记录饮食摄入情况

将每餐吃了什么、喝了什么以及零食的食用情况记录到本子上，同时也要记录摄入食物的分量。

在每次就诊时将记录本带给糖尿病管理团队，这些信息有助于您和糖尿病管理团队回顾饮食计划并根据需要进行调整。

了解含碳水化合物的食物

进食适量的碳水化合物有助于血糖达标。碳水化合物是食物中三种主要的营养素之一，另外两种分别是蛋白质和脂肪。

含碳水化合物的食物包括：

- 粮谷类（面包、谷物、意大利面、米饭和玉米面饼）
- 豆类（黑豆、红豆和白豆）
- 淀粉类蔬菜（玉米、豌豆和土豆）
- 水果和果汁
- 牛奶和酸奶
- 糖果和甜点
- 常见的饮料以及其他的含糖饮品

含有碳水化合物的食物对血糖的影响最大。

如果进食过多的碳水化合物，血糖会升得过高

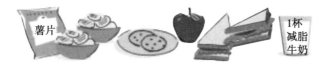

如果摄入适量的碳水化合物，血糖将保持正常水平

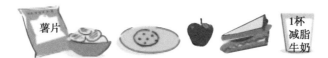

15

碳水化合物的计数

　　碳水化合物的计数是记录您每餐或者加餐时摄入多少碳水化合物的一种方法。可以通过两种方式进行计算：分别是计"份"法和计"克"法。饮食计划会告诉您每餐和加餐应该食用多少份数或克数的碳水化合物。

　　一份碳水化合物是指含有 15g 碳水化合物的一份食物或饮料（参考下图中的例子）。

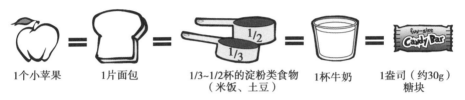

| 1个小苹果 | 1片面包 | 1/3~1/2杯的淀粉类食物（米饭、土豆） | 1杯牛奶 | 1盎司（约30g）糖块 |

糖尿病教育者会为您提供一些其他食物选择的例子

　　每次吃东西的时候您应该计算总的碳水化合物份数或者克数。请看下面的例子：

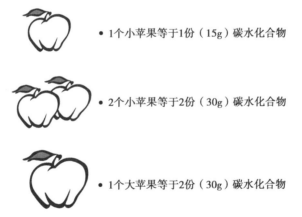

- 1个小苹果等于1份（15g）碳水化合物

- 2个小苹果等于2份（30g）碳水化合物

- 1个大苹果等于2份（30g）碳水化合物

下文列出了 2 个午餐的例子。例子中给出的食物种类不同，但都被算作 4 份（60g）碳水化合物。

午餐举例 1	碳水化合物份数（份）	碳水化合物克数（g）
1 份火鸡三明治（2 片面包）	2	30
2 盎司（约 60g）奶酪	0	0
1 个小苹果	1	15
1 杯牛奶	1	15
碳水化合物总量	4	60

午餐举例 2	碳水化合物份数（份）	碳水化合物克数（g）
2 杯汤	2	30
6 块苏打饼干	1	15
含蘸料的蔬菜沙拉	0	0
15 颗葡萄	1	15
碳水化合物总量	4	60

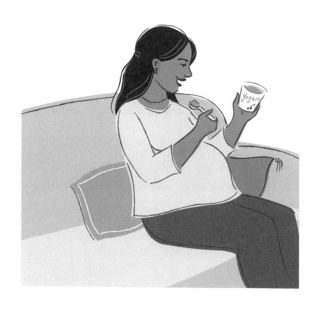

练习碳水化合物计数

每餐进食了多少份或多少克碳水化合物？

早餐	量	碳水化合物份数或克数
淡味酸奶	6盎司（约180ml）	_____
面包片	1片	_____
花生酱	1汤匙	_____
碳水化合物总量		

中餐或晚餐	量	碳水化合物份数或克数
牛排或鱼肉	3盎司（约90g）	_____
烤土豆	1个，中等大小（6盎司，约180g）	_____
绿豌豆（熟）	½杯	_____
生菜沙拉	小份	_____
意大利酱汁	2汤匙	_____
小圆面包	1个（1盎司，约30g）	_____
黄油	1茶匙	_____
饼干（小）	2块	_____
无咖啡因咖啡	1杯	_____
碳水化合物总量		

零食	量	碳水化合物份数或克数
麦棒	1个	_____
碳水化合物总量		

快餐	量	碳水化合物份数或克数
汉堡包	1个	_____
薯条	小份	_____
无糖软饮	16盎司（约480ml）	_____
冰激凌甜筒	小份	_____
碳水化合物总量		

本书76页有答案。

进食正确的碳水化合物的量

少量多餐可以保证每餐不摄入过多的碳水化合物。下表给出了每餐或者加餐时应该吃多少碳水化合物的标准。

三餐 / 加餐	推荐碳水化合物的量	我的碳水化合物摄入量
早餐	1～2 份（15～30g）	
上午加餐	1～2 份（15～30g）	
午餐	3～4 份（45～60g）	
下午加餐	1～2 份（15～30g）	
晚餐	3～4 份（45～60g）	
晚上加餐	1～2 份（15～30g）	

您的糖尿病管理团队可能会根据您的实际情况调整碳水化合物的量。参考本书 21 页的食谱。

早餐多吃点儿蛋白质

- 很多患有妊娠糖尿病的孕妇会发现早餐后血糖是最高的。早餐时吃谷物、水果或果汁会比其他食物更容易升高血糖。
- 试着减少早餐中的碳水化合物，增加蛋白质类食物。
- 富含蛋白质的食物包括鸡蛋、芝士、松软干酪、瘦肉、淡味酸奶。查看下文 20 页列出的早餐样例。

早餐样例

下面的每个早餐样例中都含有 2 份（30g）碳水化合物。

例 1：芝士蛋卷、1 片面包、1 杯牛奶

例 2：½ 杯松软干酪、2 片黄油面包

例 3：1 个英格兰松饼、1 盎司（约 30g）奶酪、1 盎司（约 30g）火腿、1 个鸡蛋

例 4：½ 个大百吉饼、1 汤匙奶油芝士

例 5：1 片面包、1 汤匙花生酱、6 盎司（约 180ml）淡味酸奶

例 6：1 个 6 英寸（约 15cm）墨西哥圆饼、½ 杯豆子、¼ 杯乳酪粉、2 汤匙辣酱

在此基础上，您也可以随餐喝不含糖、牛奶、咖啡因的咖啡或茶。这些饮料都不含有碳水化合物，不用算在饮食计划中。

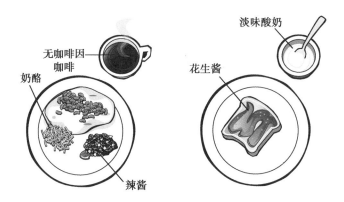

一天食谱样例

早餐	碳水化合物的量（份数）
1个英格兰松饼	2
1个煮鸡蛋	0
1茶匙油	0
碳水化合物总量	2
上午加餐	**碳水化合物的量（份数）**
1个大香蕉	2
碳水化合物总量	2
午餐	**碳水化合物的量（份数）**
2片面包	2
2盎司（约60g）火鸡肉	0
1个橙子	1
6盎司（约180ml）淡味酸奶	1
蔬菜条	0
碳水化合物总量	4
下午加餐	**碳水化合物的量（份数）**
2块小饼干	1
1杯低脂牛奶（脂肪含量1%～2%）	1
碳水化合物总量	2
晚餐	**碳水化合物的量（份数）**
1杯米饭或意大利面	3
1杯炒蔬菜	0
3盎司（约90g）鸡胸肉	0
1杯低脂牛奶（脂肪含量1%～2%）	1
碳水化合物总量	4
晚上加餐	**碳水化合物的量（份数）**
12块全麦苏打饼干	2
2盎司（约60g）奶酪	0
碳水化合物总量	2

了解食品标签

食品标签列出了计算碳水化合物的量所需的所有信息。找到食物包装上的"营养成分表"。下文以麦棒为例列出了营养成分表上的信息。

每个包装所含的食物份数

这一项显示了每个食物包装内的总份数。

每份食物的量

营养成分表上的所有信息都是基于每份食物的量列出的。如果您吃两份食物的话，您也就摄入了两倍的碳水化合物以及其他营养素和热量。

总碳水化合物

每一份中碳水化合物的总克数。膳食纤维和糖也已包含在总克数内，无须再额外计算。

营养成分表

每个包装所含的食物份数	1份
每份食物的量	1块

每份食物的量

卡路里	140

	% 日需要量*
总脂肪3g	3%
饱和脂肪酸0.5g	2%
反式脂肪酸0g	
胆固醇5mg	2%
钠110mg	5%
总碳水化合物27g	10%
膳食纤维1g	4%
糖9g	
包含4g添加糖	8%
糖醇0g	
蛋白质2g	16%
维生素D40 IU	10%
钙25mg	2%
铁0.6mg	3%
钾 90mg	2%

* 以每日摄入热量2000卡路里计算每日需要量的百分比，依据个人实际情况，日需要量有所不同。

食品标签练习

阅读前文中给出的营养成分表,回答下面的问题:

① 每份食物的量是多少? _____

② 每个包装所含的食物份数? _____

③ 每份食物有多少克碳水化合物? _____

④ 1 份食物相当于几份碳水化合物? _____

可以使用"碳水化合物转换指南"来进行碳水化合物份数与克数的转换计算。

碳水化合物转换指南

这张表可以帮助您将营养成分表中列出的总碳水化合物克数转换为碳水化合物份数。

碳水化合物克数(g)	碳水化合物份数(份)
0～5	0
6～10	½
11～20	1
21～25	1½
26～35	2
36～40	2½
41～50	3
51～55	3½
56～65	4
66～70	4½
71～80	5

练习题答案:①1 块;②1 份;③27g 碳水化合物;④2 份碳水化合物

饮食计划的顺利实施

碳水化合物的计数对于孕期饮食计划的顺利实施至关重要。您需要掌握的技能还包括：

- 选择健康的食物
- 限制高糖食物的摄入
- 估算食物的份量

选择健康的食物

保证孕期的营养需求十分重要。健康膳食、食物多样化有助于宝宝健康地生长发育。健康的食物包括富含营养素和膳食纤维且钠（盐）含量低的新鲜蔬菜和水果。午餐和晚餐时吃些蔬菜。水果和蔬菜也是很好的加餐食物。

牛奶和其他奶制品是钙和蛋白质的重要来源。一定要每天喝牛奶、酸奶和吃奶酪。如果正餐时选择牛奶会增加太多的碳水化合物，那么可以选择在加餐时喝牛奶。

饮食计划

水果：每天 3 份

蔬菜：每天 3 份

牛奶：每天 3 份

蛋白质：每天 2～3 份

限制高糖食物的摄入

对患有妊娠糖尿病的孕妇来说，偶尔吃点含糖类食物是没有问题的。需要注意的是，要限制含糖食物的食用量，并且要将其作为碳水化合物计算到饮食计划中。比如，半杯冰激凌或 2 个小饼干就相当于 1 份（15g）碳水化合物。当您想吃甜食时，也可以尝试选择新鲜的水果。

一般情况下，应避免喝普通苏打水、果汁和其他甜味饮料。咨询您的糖尿病教育者选择其他的饮料。

估算食物的份量

估算食物的份量不太容易。计算碳水化合物的量可能需要动点脑筋。下文给出了几个凭外观估算食物份量的小诀窍。多加练习,估算食物份量将会变得很容易。

- 量取 ⅓ 杯煮熟的意大利面倒入餐盘中,这就是 1 份(15g)碳水化合物。再量取 1 杯煮熟的意大利面倒入餐盘中,这就是 3 份(45g)碳水化合物。现在能看出两者的区别吗?
- 量取半杯煮熟的红芸豆或斑豆倒入餐盘或碗中,这就是 1 份(15g)碳水化合物。再量取 1 杯豆子,也就是 2 份(30g)碳水化合物。把两者比较一下。您每天吃几份豆子呢?

手掌计量法

用下面介绍的"手掌计量法"可以帮助估算食物的份量。

每个人手掌的大小不一样,所以可以先用杯子测量食物的份量(½ 杯、1 杯等),再用手掌来做比较。

根据手掌的大小来调整食物的份量。

½ 杯大约是掌心(不包括手指)的大小和厚度(如豌豆、玉米)

1 份面包的量大约是展开的掌心加上一半手指的大小(如面包片、玉米粉圆饼、煎饼、华夫饼)

1 杯大约是拳头的大小(如牛奶、汤、泥)

1 汤匙大约是大拇指的大小(如果冻、糖浆、蜂蜜)

1 份加餐的量是适中的一把(如薯条、椒盐卷饼)

身体活动的益处

身体活动有助于人体更好地利用胰岛素,从而降低血糖。比如,当餐后血糖高时,散步就可以帮助血糖恢复目标值。

规律的身体活动有助于:
- 改善心情,充满活力
- 良好的睡眠
- 增加孕期和分娩时的体力
- 产后更快地恢复和减重
- 有助于消化,预防便秘

对患有妊娠糖尿病的孕妇来说,运动种类和运动量主要取决于自身的健康状况以及孕前的身体活动水平。

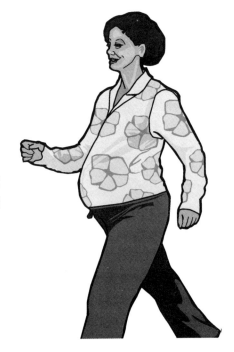

在孕期,开始每一项身体活动前均要联系您的医生。如果您的活动受到限制,就应该遵循医生的建议。

保持活力的小贴士

- 要争取一周中大多数时间都保持每天至少 **30** 分钟的中等强度身体活动。您可以集中锻炼 30 分钟，也可以在一天中将 30 分钟分成 2~3 个时间段来完成。

- 如果您在一段时间内没有运动，那么先从每天 **10~15** 分钟的运动开始。在身体许可的情况下，逐渐增加到每天 30 分钟。

- 适合孕期的运动形式包括：
    - 走路
    - 水中有氧运动
    - 瑜伽
    - 产前运动班
    - 健身班（一定要提前告知健身教练您是孕妇）

- 如果是服药的妊娠糖尿病患者，运动时要带一些含碳水化合物的小零食。在服用某些药物（阅读 58~59 页，会教给您更多关于低血糖的信息）的情况下，有时运动中或运动后您的血糖会降得过低。

- **量力而行**。如果感觉到呼吸急促、头晕或太热就放慢节奏或者停下来休息。出现上述情况时意味着您的运动过量了。

心理健康

管理好妊娠糖尿病对于身心健康都有益。血糖控制不好会增加心理压力，影响了您的健康和生活，也会影响到您的宝宝。

孕期机体很多方面都会发生变化，尤其是激素水平。这些改变会引发很多情绪感受，愉悦、激动、恐惧、担忧都是孕期很常见的情绪。

试试下文中这些健康的方法来管理好情绪吧：

- 保证充足的睡眠和休息
- 选择健康的餐食和零食
- 规律运动（遵循医生的建议）
- 孕期和宝宝出生后参加一些亲子课程
- 和配偶或父母、家人或朋友聊天，他们会给予您帮助
- 和您的糖尿病管理团队讨论沟通任何症状和顾虑

了解自己的身体和情绪感受是关键。当您感到沮丧或无助时，一定要告知糖尿病管理团队。没必要独自承担，您可以在孕期感到身体上和精神上的状态都更好。

高血糖

孕期的目标是尽可能地确保血糖达标。但是，有时血糖还是会升得过高，这种血糖升得过高的现象被称为高血糖症。

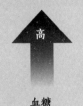

可能引起高血糖的原因

- 碳水化合物的摄入量比平时多
- 身体活动比平时少
- 情绪紧张，身体不适，如换工作或生病
- 胰岛素需要量增加了（第5页）
- 忘记服药（如果您需要服药的话）

引起高血糖的最常见的原因是一次摄入过多的碳水化合物，所以您应该

- 检查自己的饮食计划，确保每餐和加餐摄入碳水化合物的量科学合理
- 同时也要检查以确保食物份量的估计是准确的

如果经常出现高血糖，您的治疗方案可能就需要调整了。请和您的糖尿病管理团队共同探讨如何进行调整。

第二课

欢迎

本次课将帮助您更好地管理妊娠糖尿病。通过本次课您会对血糖检测结果、何时调整以及如何调整治疗方案有更深入的认识。您将回顾自己的血糖检测结果（33页）并学习以下知识：

- 如何找出血糖波动模式（34页）
- 何时调整以及如何通过调整饮食和身体活动来改善血糖（35页）
- 为什么良好的营养和健康的体重是很重要的（36～40页）

近期情况如何

最近您已经学会了许多关于如何管理妊娠糖尿病的知识，您需要做的就是好好地照顾自己和宝宝。请回答下面这些问题以便评价您最近的情况。

	是	否
早餐前（空腹）血糖检测值是否在正常范围内？	☐	☐
餐后血糖检测值是否在正常范围内？	☐	☐
是否能够计算碳水化合物的量？	☐	☐
食物份量的估算是否准确？	☐	☐
是否执行了饮食计划？	☐	☐
是否可以缓解饥饿感？	☐	☐
体重是否保持不变或增加了？	☐	☐

如果您对上述任何一个问题的回答为"否"，请咨询您的糖尿病管理团队。由于孕期的需求不断变化，治疗方案经常要进行调整。

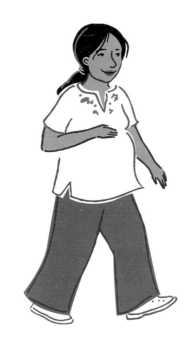

回顾血糖检测结果

血糖检测结果有助于您和糖尿病管理团队评价治疗方案的效果，也可以帮助您理解不同的食物、身体活动和压力对血糖的影响。

查阅自己记录本上最近一周的血糖检测结果。将超出正常范围的数值标记出来。

接下来，查看一下自己出现高血糖之前摄入了哪些食物或饮料，以及当天所有的记录。这都将有助于您找到当时出现高血糖的原因。

回答下面这些问题会帮助您找到引起高血糖的原因。

	是	否
是否摄入了太多的碳水化合物？	☐	☐
是否摄入了含糖的食物/饮料？	☐	☐
是否摄入了某种特定的、升高血糖的食物？	☐	☐
与平时相比活动量少了？	☐	☐
自测血糖前忘记洗手了？	☐	☐
身体不舒服或感到压力？	☐	☐
胰岛素使用不正确？	☐	☐

如果所有回答均为"否"的话，您的高血糖可被定义为无法解释的高血糖，也就是说饮食、身体活动、压力或药物治疗都不是造成您高血糖的原因。

了解血糖波动模式

有时您的血糖总在每天的同一时间超出正常范围，这被称为血糖波动模式。识别血糖波动模式有助于孕期的血糖达标。

- **高血糖模式**：每天固定的时间段出现无法解释的高血糖现象，三天中这种现象出现了 2 次及以上。
- **低血糖模式**：每天固定的时间段出现无法解释的低血糖现象，三天中这种现象出现了 2 次及以上。

查阅您最近一周的饮食和已标记的高、低血糖记录。是否您的高／低血糖总是出现在早餐前（空腹）或任一餐后？下面这个例子描述了早餐后高血糖模式。

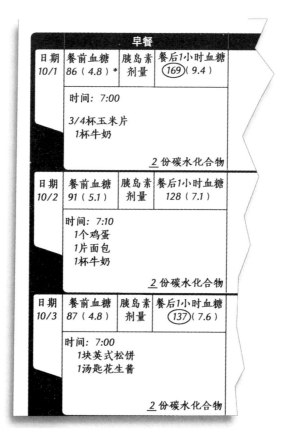

* 括号中血糖值的单位为 mmol/L

34

纠正高血糖模式

如果您的血糖检测结果显示出高血糖模式，可以通过下面这些措施使血糖恢复到正常范围。

针对早餐前的高血糖 和糖尿病管理团队沟通启用或增大药物治疗。调整饮食计划或身体活动水平都不能降低早餐前的高血糖。

针对餐后的高血糖 您可以通过调整饮食计划或身体活动水平来降低餐后的高血糖。

- 如果您已经执行了饮食计划，那么在此基础上把这一餐的碳水化合物减少 1 份（15g）。
- 如果您摄入的碳水化合物已经超过了饮食计划所要求的量，那么请严格执行原定计划。阅读食品标签、估算食物份量都会对您有所帮助。
- 如果您摄入的碳水化合物没有达到饮食计划所要求的量，请与糖尿病管理团队沟通是否需要开始药物治疗，这将有助于您在执行饮食计划的同时使血糖达标。
- 在医生许可的情况下，可以增加身体活动量。

如果使用胰岛素，请参考下文 62～64 页学习如何通过调整胰岛素来改善血糖水平。

35

缓解饥饿感

有饥饿感说明您的身体需要更多的营养。请通过规律的饮食来满足您和宝宝的营养需求。

如果整天都觉得饿，说明您摄入量不够。确定您已经执行饮食计划，而且没有因为降低血糖而过度减少碳水化合物的摄入。

如果您执行了饮食计划但还是感觉饿，说明您的饮食计划需要调整。试试下面这些方法来缓解自己的饥饿感。

- **早餐** 增加蛋白质食物，如鸡蛋、花生酱、芝士和坚果。您可能习惯早餐多吃一些碳水化合物，但是将早餐的碳水化合物限制在 1～2 份（15～30g）是十分重要的（请参考 20 页给出的早餐样例）。

- **午餐和晚餐** 可以多吃一些肉（或其他蛋白质食物）和蔬菜。如果吃了不少肉或蔬菜后仍然觉得饿，请咨询糖尿病管理团队获取更多的帮助。

- **加餐** 不要忘记加餐。您的饮食计划中应该包括每天 3～4 次，每次 1～2 份（15～30g）碳水化合物的加餐。如果加餐后仍然感觉饥饿的话，可以试着在加餐中加入更多的蛋白质食物或蔬菜。请咨询糖尿病管理团队获取更多的帮助。

1 份碳水化合物（15g）	
1 杯混合新鲜水果	6 盎司（约 180ml）淡味酸奶
小份的切片水果	½ 盎司（约 15g）葡萄干和 1 盎司（约 30g）坚果
1 份冷冻水果条或冰棍	8 块动物饼干
40 块小饼干	6 块芝士苏打饼干

2 份碳水化合物（30g）	
½ 个带有奶酪芝士或花生酱的百吉圈	½ 杯无糖谷物和 1 杯牛奶
½ 杯有哈密瓜片的松软干酪	¼ 杯芝士、1～2 盎司（30～60ml）辣酱配 1 个玉米薄饼（约 10 英寸，25cm）
6 盎司（约 180ml）淡味酸奶和 1/4 杯麦片	½ 杯果汁和 1 盎司（约 30g）椒盐脆饼干
1 根大香蕉或 1 个大苹果	2 个小饼干和 1 杯牛奶
燕麦棒	2 盎司（约 60g）花生和 1 个水果

保持体重正常增长

很多孕妇都对孕期体重增加感到担忧,但是孕期体重增长是很正常的。

即使怀孕前已经超重,怀孕期间也还是要增加一些体重的。孕期的目标是以合理的速度来增重。

孕期体重增加的目标主要取决于怀孕前的体重。和您的糖尿病管理团队确认您怀孕前的体重是过轻、正常、超重还是肥胖,然后查看下面这个表格找出您孕期的增重目标。

怀孕前体重	增重目标	每周增重目标
过轻	28~40 磅(约 13~18kg)	1~2 磅(约 0.5~1kg)
正常	25~35 磅(约 11~16kg)	大约 1 磅(约 0.5kg)
超重	15~25 磅(约 7~11kg)	0.5~1 磅(约 0.2~0.5kg)
肥胖	11~20 磅(约 5~9kg)	0~0.5 磅(约 0~0.2kg)

孕晚期,您增加的大部分体重是因为宝宝的体重在增加。在孕期的最后3 个月,每周增重 0.5~1 磅(约 0.2~0.5kg)是正常的。

如果对于自己的体重增加感到担忧,请咨询糖尿病管理团队。

外出就餐

您在外出就餐享受美食的同时也可以保持正常的血糖水平。秘诀就在于按照您的饮食计划摄入适量的碳水化合物。

餐厅提供的食物通常份量大，碳水化合物、脂肪和热量较高。查阅下表和本书 40 页列出的建议有助于使外出就餐成为健康的体验。

尽量选择	避免选择
烘烤的食物	有脆皮的烘烤菜肴
熏制的食物	裹上面包屑后烹制的食物
炙烤的食物	抹黄油的食物
水煮的食物	奶油或奶酪酱
嫩煎的食物	油炸食物
蒸熟的食物	肉汁或蛋黄奶油酸辣酱

- **选择健康的脂肪** 多吃含不饱和脂肪的食物（单不饱和脂肪和多不饱和脂肪）、少吃含饱和脂肪的食物。仔细阅读菜单或者询问服务员菜肴是如何烹制的。

- **点您想吃的食物** 要求替换菜单中的某些食物，如要求用沙拉或者水果替换薯片或薯条。请服务员把沙拉酱单独放在餐盘边上，自己动手添加的话可能会少加一些。

- **关注食物的份量** 不要选菜单上的"超大号"或"套餐"。可以和朋友分享一个套餐。点一份简餐或在餐前请服务员把一半的餐食先打包好。

- **吃得开心** 偶尔多吃一些也是没有问题的，但如果您经常多吃的话，就要好好考虑一下原因并提前做好计划，避免这种情况经常出现。比如，您吃比萨的时候经常吃多，就可以先吃沙拉，再吃比萨。

外出就餐前可先访问餐厅网站以核对营养信息。

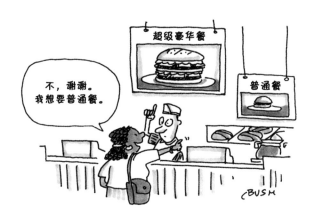

40

欢迎

本次课将帮助您了解糖尿病的药物治疗（如果您需要用药的话）。您也会学习到妊娠糖尿病对产程、分娩以及产后生活的影响。具体的内容包括：

- 妊娠糖尿病的药物治疗和药物作用机制（42～47 页）
- 胰岛素使用计划、胰岛素的量取、注射和保存（如果您需要使用的话）（48～57 页）
- 如何应对妊娠糖尿病药物导致的低血糖（58～59 页）
- 如何调整胰岛素的使用方案（60～64 页）
- 分娩期间如何管理血糖和药物治疗（如果需要用药的话）（65～66 页）
- 产后注意事项（67 页）
- 母乳喂养的益处（68 页）
- 产后测血糖的意义以及测血糖的时点（69～70 页）
- 再次怀孕后及早进行妊娠糖尿病筛查的意义（71 页）
- 如何降低患 2 型糖尿病的风险（72～74 页）

开始药物治疗：格列本脲、二甲双胍、胰岛素

如果饮食和身体活动仍然不能使您的血糖达标，糖尿病管理团队可能会启用药物治疗。使用药物治疗并不意味着您的病情比别人更严重，只是您的身体需要用药物来使血糖达标。

糖尿病管理团队会帮助您选择最佳的降糖药。妊娠糖尿病的药物治疗一般包括 3 种：

- **胰岛素**（针剂）
- **格列本脲**（片剂）
- **二甲双胍**（片剂）

胰岛素治疗妊娠糖尿病的安全性已被美国食品药品监督管理局（FDA）认可，格列本脲和二甲双胍用于治疗妊娠糖尿病的安全性尚未被认可。

无论您选择哪种药物，您将会学到：

- 药物的作用机制
- 执行饮食计划的重要性
- 如何识别和应对低血糖

如果您使用胰岛素，您还会学到如何保存、量取和注射胰岛素。

格列本脲的作用机制

格列本脲是用于治疗妊娠糖尿病的一种片剂，它能促进胰腺分泌更多的胰岛素。尽管如此，胰岛素仍然是妊娠糖尿病最有效的治疗手段。

糖尿病管理团队会确定格列本脲的起始用药量。随着孕期的进展，您的身体会需要更多的胰岛素，糖尿病管理团队会对药量进行多次调整。

下表内容包括：

- 药物的常规起始剂量
- 妊娠糖尿病孕妇推荐的每日最大剂量——如果已经使用了最大剂量，但血糖仍然过高，您就需要开始使用胰岛素进行治疗了
- 格列本脲用药计划——因人而异，您的计划可能有所不同

通用名 （商品名）	药物的常规 起始剂量	妊娠糖尿病孕妇 推荐的每日最大剂量	用药计划
格列本脲 （优降糖）	1.25～2.5mg	10mg	• 每日1～3次，随餐服用 • 餐前20～30分钟服用

糖尿病管理团队会根据您的血糖检测结果推荐不同的格列本脲用药计划。

服用格列本脲的同时执行饮食计划非常重要。

- 如果您摄入的碳水化合物的量超过了饮食计划的要求,使用格列本脲也无法产生满足机体所需的胰岛素,胰岛素不足血糖就会升高。
- 如果您摄入的碳水化合物的量低于饮食计划的要求,服用格列本脲会导致低血糖。

如果您执行了饮食计划,但血糖仍然不达标,请咨询糖尿病管理团队对您的治疗方案进行调整。

关于低血糖

确保您和您的家人知晓如何应对低血糖。参考 58~59 页获得更多相关信息。

二甲双胍的作用机制

二甲双胍是用于治疗妊娠糖尿病的一种片剂，它能抑制肝脏输出葡萄糖。二甲双胍的优势之一在于它不会引起低血糖。尽管如此，胰岛素仍然是妊娠糖尿病最有效的治疗手段。

糖尿病管理团队会确定二甲双胍的起始剂量。二甲双胍的副作用包括胃部不适、食欲不振、胀气、排气和腹泻。逐步增加药量、随餐服用可以缓解二甲双胍的副作用。

下表内容包括：

- 药物的常规起始剂量
- 妊娠糖尿病孕妇推荐的每日最大剂量
- 二甲双胍用药计划——因人而异，您的计划可能有所不同

通用名 （商品名）	药物的常规 起始剂量	妊娠糖尿病孕妇 推荐的每日最大剂量	用药计划
二甲双胍 （格华止、格华 止缓释片）	500～1000mg	2000～2500mg	每日1～2次，随餐服用

服药时也要执行饮食计划，如果摄入的碳水化合物过多，二甲双胍也不能使您的血糖达标。到了孕后期，二甲双胍可能也无法使您的血糖达标，您可能还是需要注射胰岛素。

胰岛素的作用机制

如果胰腺无法分泌足够的胰岛素，那么您就需要每日注射胰岛素。胰岛素主要有 2 种类型：基础胰岛素和餐时胰岛素。每种类型的胰岛素发挥的作用不同。

基础胰岛素能够满足您夜间、每餐以及加餐之间胰岛素的需求。您可以在每天的同一时间使用基础胰岛素。基础胰岛素分为两类：

- *长效胰岛素*，可以提供长达 24 小时的、相对稳定的胰岛素水平。通常情况下您每天只需要注射一次。
- *中效胰岛素*，尤其是中性鱼精蛋白锌胰岛素，有时会作为基础胰岛素被使用。一般注射后 4～8 小时达作用高峰，作用可维持 10～16 小时，您每天需要注射 1～2 次。

餐时胰岛素提供您正餐及加餐所需的胰岛素。餐时胰岛素分为两类：

- *速效胰岛素*，提供一种迅速起效的胰岛素，在餐前 15 分钟注射。
- *短效胰岛素*，与速效胰岛素相比起效稍慢，在体内发挥作用的时间较长，在餐前 30～45 分钟注射。

预混胰岛素是基础胰岛素和餐时胰岛素的混合物。一般在早餐前和晚餐前注射。

下表列出了每种胰岛素的作用时间。胰岛素作用最强的时点被称为作用高峰，峰值过后胰岛素的效果减弱直至不再起效。

胰岛素类型 （通用名）	胰岛素 商品名	起效时间	作用高峰	作用持续时间
基础胰岛素				
长效胰岛素 地特胰岛素 甘精胰岛素	诺和平 来得时	2 小时	全天平稳，无峰	长达 24 小时
中效胰岛素 NPH	优泌林 N 诺和灵 N	2～4 小时	4～8 小时	10～16 小时
餐时胰岛素				
速效胰岛素 门冬胰岛素 赖谷胰岛素 赖脯胰岛素	诺和锐 Apidra 优泌乐	15 分钟	1～2 小时	3～4 小时
短效胰岛素 常规胰岛素	优泌林 R 诺和灵 R	30～45 分钟	2～3 小时	4～8 小时

胰岛素治疗方案

糖尿病管理团队会根据您的生活方式、日常安排、饮食习惯以及血糖水平为您制定胰岛素治疗方案。胰岛素治疗方案包括：

- 胰岛素注射时间
- 使用哪种胰岛素（可能要使用不止一种胰岛素）
- 胰岛素注射剂量

糖尿病管理团队会为您确定胰岛素类型和剂量。一般说来，您需要在早餐前和晚餐前注射胰岛素，也可能会在睡前注射胰岛素。餐前注射胰岛素的确切时间取决于您使用的是短效还是速效胰岛素。

每天按时注射胰岛素并执行饮食计划十分重要。每天的饮食也要定时定量。如果您摄入的碳水化合物的量不足或推迟了用餐时间，就有可能出现低血糖。

关于低血糖

确保您和您的家人知晓如何应对低血糖。参考58～59页获得更多相关信息。

您可能需要同时使用餐时胰岛素和基础胰岛素。有时您可以根据糖尿病管理团队的指导将这两种胰岛素混入同一支注射器中。

其他时候您可能只需要注射其中的一种胰岛素。下图描述了 2 种胰岛素如何协同作用，从而满足机体 24 小时的需求。

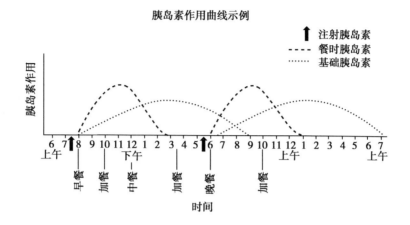

胰岛素作用曲线示例

上述胰岛素治疗方案同时使用了基础胰岛素和餐时胰岛素，将其混入在同一支注射器中，每天分别在早餐前和晚餐前各注射 1 次。

早餐前使用的餐时胰岛素控制了早餐和上午加餐摄入食物后的血糖水平，早餐前使用的基础胰岛素提供了午餐和下午所需的胰岛素。

晚餐前使用的餐时胰岛素控制了晚餐和睡前加餐摄入食物后的血糖水平，晚餐前使用的基础胰岛素提供了夜间和次日凌晨所需的胰岛素。

胰岛素的量取和注射

您可以用胰岛素注射笔或注射器量取胰岛素的剂量。有时您可以用一个注射器混合两种不同的胰岛素。请参考下文的指导。关于胰岛素注射的部位和方法请查阅本书54～55页。

用瓶子和注射器量取一种胰岛素及注射

1．仔细洗手。用酒精擦拭胰岛素瓶盖。

2．如果使用中效胰岛素或预混胰岛素（浑浊）的话，轻轻滚动或旋转瓶身将胰岛素充分混匀。

3．每次注射使用新的注射器。除去注射器的包装。

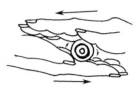

见步骤2

4．向下拉针栓，使注射器中抽入与所需胰岛素剂量相同体积的空气。

5．把注射器针尖插入胰岛素瓶中。用力向下推针栓使注射器中的空气进入瓶中。

6．倒置胰岛素瓶及注射器，确保针尖在胰岛素液面内。

7．下拉针栓后再向上推以排出注射器内的气泡。

8．下拉针栓至胰岛素剂量刻度，将针头从胰岛素瓶中拔出。

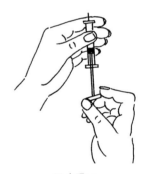

见步骤4

9．注射胰岛素。注射完毕后缓慢地从1数到10，再将针头从皮肤拔出。

10．每次注射后将注射器丢弃在锐器收纳盒中。

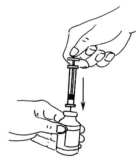

见步骤5

用胰岛素注射笔量取一种胰岛素及注射

下文列出了常见的步骤。您可以在您所使用的胰岛素注射笔的说明书上查阅具体的信息。每种胰岛素注射笔的使用方法略有不同。关于胰岛素注射的部位和方法请查阅本书54～55页。

1. 仔细洗手。

2. 拔下笔帽。

3. 如果是使用中效胰岛素或预混胰岛素，轻轻地滚动或旋转胰岛素笔，使胰岛素充分混匀。

4. 用酒精擦拭笔芯的橡皮塞（针头处）。

5. 每次注射使用新的针头。撕下针头上的纸质无菌封口，将针头旋紧在胰岛素注射笔上。

6. 拔掉针头上的针帽。

7. 调节胰岛素剂量至2个单位处。针头向上，握住胰岛素注射笔。推动笔末端旋钮直至针尖出现胰岛素液滴，这一步称为排气。排气确保您注射准确的胰岛素剂量。

8. 调好需要的胰岛素剂量。

9. 注射胰岛素。注射完毕后缓慢地从1数到10，再将针头从皮肤拔出。

10. 每次注射后卸下针头，将其丢弃在锐器收纳盒中。

11. 戴上笔帽。

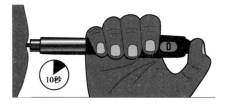

见步骤9

用瓶子和注射器量取两种胰岛素和注射（中效胰岛素 NPH 和短效胰岛素 R）

下文列出了常见的步骤。关于胰岛素注射的部位和方法请查阅本书 54～55 页。区分两种胰岛素的简单方法是：中效胰岛素（N）外观浑浊，而短效胰岛素（R）澄清透明。

备注： 不要把来得时（甘精胰岛素）或者诺和平（地特胰岛素）与其他类型的胰岛素混合使用。

1. 用酒精擦拭瓶盖。

2. 轻轻滚动或旋转中效胰岛素瓶身（浑浊）使胰岛素充分混匀。

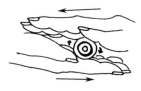

见步骤 2

3. 每次注射使用新的注射器。除去注射器的包装。

4. 下拉针栓至所需中效胰岛素剂量刻度处，使注射器中抽入与所需中效胰岛素（浑浊）剂量体积相同的空气。

5. 把注射器针头插入中效胰岛素（浑浊）瓶中。向下推针栓使注射器中的空气注入瓶中。

6. 将针头从胰岛素瓶拔出。

7. 下拉针栓至所需普通胰岛素剂量刻度处，使注射器中抽入与所需短效胰岛素（澄清）剂量体积相同的空气。

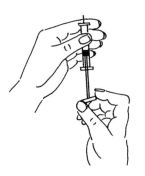

见步骤 4

8. 把注射器针头插入短效胰岛素（澄清）瓶中。向下推针栓使注射器中的空气注入瓶中。

9. 保持注射器针头在瓶子中，倒置胰岛素瓶和注射器，确保针尖在胰岛素液面内。

10. 下拉针栓后再向上推排出注射器内的气泡。

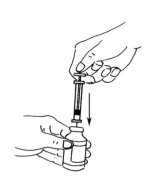

见步骤 5

52

11. 下拉针栓抽取所需短效胰岛素的剂量。将针头从胰岛素瓶拔出后把注射器针头插入中效胰岛素（浑浊）瓶中，倒置胰岛素瓶及注射器，确保针尖在胰岛素液面内。

12. 下拉针栓抽取胰岛素至胰岛素总量处（总的胰岛素剂量等于您需要的短效胰岛素剂量和中效胰岛素剂量之和）。

13. 将针头从胰岛素瓶中拔出。

14. 注射胰岛素。注射完毕后缓慢地从1数到10，再将针头从皮肤拔出。

15. 每次注射后将注射器丢弃在锐器收纳盒中。

胰岛素混用小贴士

- 在同一个注射器中混合中效胰岛素（浑浊）和短效胰岛素（澄清）两种胰岛素时，要严格按照先短效胰岛素（R）后中效胰岛素（NPH）的顺序，这个步骤也称为"先清后浊"。
- 如果在混合两种胰岛素时出现了错误，勿将胰岛素注回胰岛素瓶中，而应将抽吸好的胰岛素丢弃并重新更换注射器抽取。

注射胰岛素

胰岛素在注射后会进入到皮下脂肪组织。注射胰岛素的针头非常细小，很多孕妇认为注射胰岛素还不及指尖采血疼。

胰岛素的注射部位

腹部是注射胰岛素最方便的部位。不要担心会伤害到宝宝，因为在皮肤和宝宝之间还有大量的空间。也可以在身体的其他部位注射胰岛素，见下图。

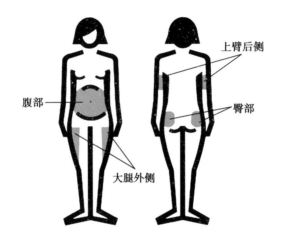

轮换注射部位。比如，这次在腹部的右侧注射，下次就在腹部的左侧注射。每次的注射部位要离上一次至少有 1 英寸（约 2.5cm）的距离。注射部位距离肚脐至少 1 英寸（约 2.5cm）。避免在瘢痕处注射。

如何注射胰岛素

注射器针头与皮肤成 90° 进针(角度就像字母"L"的形状,见下图)。推动注射器针栓注射胰岛素,注射完缓慢数 10 个数后将针头从皮肤拔出。卸下针头丢入锐器收纳盒(本书 12 页讲述了锐器收纳盒处置的详细方法)。

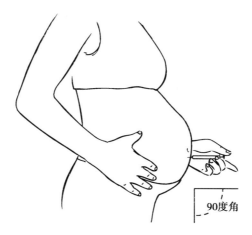

90度角

胰岛素的保存

未启用的胰岛素瓶需要保存在冰箱中（36～46℉或者 2～8℃），且最好在瓶身标识的有效期内使用。别忘了在您的冰箱中储存备用的胰岛素。

已启用的胰岛素瓶可以在室温下（低于 86℉或者 30℃）或者冰箱中（36～46℉或者 2～8℃）保存。启用后的胰岛素需要在有限的时间内使用完。

在第一次启用新的瓶装胰岛素时应在瓶身记录开瓶时间，并根据下面这张表中列出的时间丢弃已经启用的瓶装胰岛素。

胰岛素瓶		
通用名	**商品名**	**启用后的有效时间**
门冬胰岛素	诺和锐	28 天
门冬胰岛素鱼精蛋白锌 / 门冬胰岛素	诺和锐 30	
甘精胰岛素	来得时	
赖谷胰岛素	Apidra	
赖脯胰岛素	优泌乐	
赖脯胰岛素鱼精蛋白锌 / 赖脯胰岛素	优泌乐 50 优泌乐 25	
中效胰岛素	优泌林 N	31 天
中效胰岛素 / 短效胰岛素	优泌林 70/30	
短效胰岛素	优泌林 R	
地特胰岛素	诺和平	42 天
中效胰岛素	诺和灵 N 诺和灵 /ReliOn N	
中效胰岛素 / 短效胰岛素	诺和灵 30R 诺和灵 /ReliOn 70/30	
短效胰岛素	诺和灵 R 诺和灵 /ReliOn R	

未启用的一次性胰岛素笔和笔芯需要保存在冰箱中（36~46℉或者 2~8℃），且最好在笔和笔芯外包装上标识的有效期内使用。

别忘了在您的冰箱中储存备用的未使用过的一次性胰岛素笔或笔芯。

启用后的一次性胰岛素笔和笔芯在室温下（低于 86℉或 30℃）保存，不需要放在冰箱中。

一次性胰岛素笔或笔芯被打开后，里面的胰岛素需要在有限的时间内使用完。

在使用一个新的一次性胰岛素笔及笔芯时应记录启用时间，并根据下面这张表中列出的时间丢弃已经启用的一次性胰岛素笔和笔芯。

一次性胰岛素笔		
通用名	商品名	启用后有效时间
赖脯胰岛素鱼精蛋白锌 / 赖脯胰岛素 中效胰岛素 / 短效胰岛素	优泌乐 50 优泌乐 25 优泌林 30	10 天
门冬胰岛素鱼精蛋白锌 / 门冬胰岛素 中效胰岛素	诺和锐 30 优泌林 N	14 天
门冬胰岛素 甘精胰岛素 赖谷胰岛素 赖脯胰岛素	诺和锐 来得时 Apidra 优泌乐	28 天
地特胰岛素	诺和平	42 天

低血糖

服用格列本脲或注射胰岛素可能会导致血糖过低。低血糖也称为低血糖症。对妊娠糖尿病患者来说，血糖低于60mg/dl（3.3mmol/L）即为低血糖。

可能造成低血糖的原因

低血糖

- 摄入的碳水化合物比平时少
- 漏餐或进餐时间延迟
- 身体活动量比平时大
- 使用过多的格列本脲或胰岛素

低血糖的症状

低血糖发生时，您会感觉到：

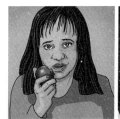 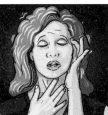 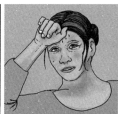 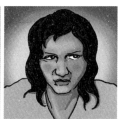

饥饿　　　　虚弱、发抖或　　出汗或皮肤湿冷　　易激惹
　　　　　　头晕眼花

您可能也会感觉到其他症状，如心悸、麻木或嘴唇有刺痛感。

低血糖的处理

一旦出现低血糖症状时，请立即检测血糖。如果您的血糖水平低于60mg/dl（3.3mmol/L），请遵循下面的"低血糖处理的15法则"来纠正低血糖。

低血糖处理的15法则

1. 当您感觉到自己有低血糖症状时，请立即测血糖。

2. 如果您的血糖低于60mg/dl（3.3mmol/L），请进食15g（1份）的碳水化合物。

3. 等待15分钟后再测一次血糖。

4. 如果您的血糖水平仍然较低，请再进食15g（1份）的碳水化合物。

5. 等待15分钟后再次测量血糖。如果有必要的话再进食15g（1份）的碳水化合物。

6. 如果您的血糖水平仍然低于60mg/dl（3.3mmol/L），请联系医生或者拨打120。

如果3天中出现了两次及以上的低血糖，请联系您的糖尿病管理团队。这说明您的药物剂量需要做出调整。

纠正低血糖时可选择的碳水化合物，以下举例均代表 15g（1份）碳水化合物	
½ 杯果汁或者市面上常见的饮料（不要选择低热量饮料）	3～4块水果硬糖（不要选择无糖的）
1 杯牛奶	3～4块葡萄糖片
5～6块苏打饼干	1个燕麦条

工作或开车时请随身携带1份碳水化合物。

调整胰岛素

如果您正确使用了胰岛素并且遵循饮食计划,血糖仍然过高或过低,这时需要调整胰岛素,从而使血糖达标。

掌握血糖波动模式,辅以练习就可以学会调整胰岛素。要理解胰岛素与饮食计划是如何互相作用并识别血糖波动模式。

要记得孕晚期您的身体需要更多的胰岛素。

回顾胰岛素相关知识

了解胰岛素如何影响血糖检测结果是很必要的。刚开始注射胰岛素时,您就已经知道了您使用的胰岛素作用峰值时间以及依据胰岛素覆盖的餐次而选择胰岛素剂型和注射时间。

举例说明如下:

- 晨间短效胰岛素(R)影响早餐后血糖检测结果(参阅下图中左栏信息)
- 晨间中效胰岛素(N)影响午餐后血糖检测结果(参阅下图中右栏信息)

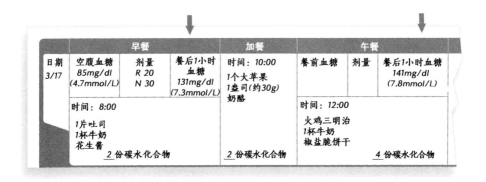

回顾血糖波动模式

回顾血糖检测结果、识别血糖波动模式对于调整胰岛素也是很重要的。血糖波动模式是指 3 天内同一时间出现了 2 次及以上无法解释的高血糖或低血糖。

如果您在自己的血糖记录本上发现了血糖波动，试着想一想当时发生了什么情况？下面的信息有助于您找到原因：

- 回顾高、低血糖的成因（参考本书 29 页高血糖成因、58～59 页低血糖成因）
- 查看一下饮食记录——出现高血糖前的一餐您摄入了多少碳水化合物？
- 查阅其他记录——是不是运动量较平时多或少了？

调整胰岛素改善血糖

在执行饮食计划的基础上,调整胰岛素剂量是纠正血糖过高或过低的最佳途径。

找出需要调整的胰岛素

请依据下面表格和相关指导意见来确定要调整的胰岛素。

1.根据血糖记录本所记录的信息,在表格的左边找到您血糖波动的时间点。

2.对不同的血糖波动时间点,参考表格右边的建议对胰岛素进行调整。

1. 找到血糖波动的时间点	2. 做出调整
□早餐前	□夜间基础胰岛素
□早餐后	□早餐餐时胰岛素
□午餐后	□早晨基础胰岛素 或 □午餐餐时胰岛素
□晚餐后	□晚餐餐时胰岛素

做出调整

下面这张表可以帮助您确定药物增加或减少的剂量。如果您的血糖波动模式不止一种,您可以分别针对每一种血糖波动模式做出调整。

当前胰岛素剂量	改善低血糖	改善高血糖
≤10 个单位	减少 1 个单位	增加 1 个单位
>10 个单位	减少 2 个单位	增加 2 个单位

自己调整胰岛素剂量听起来挺困难的,但是您可以学会安全的调整用药量(参考本书 64 页练习调整胰岛素)。

如果您觉得对调整胰岛素剂量没有把握,请寻求糖尿病管理团队的帮助。

练习调整胰岛素

看下面这个记录本的例子，回答以下几个问题。

血糖目标： 早餐前空腹血糖 60～95mg/dl（3.3～5.2mmol/L）

餐后 1 小时低于 130mg/dl（7.2mmol/L）

餐后 2 小时低于 120mg/dl（6.7mmol/L）

胰岛素剂量： 上午：R 9/N 18

下午：R 6/N 6

早餐			加餐	午餐			加餐	晚餐		
空腹血糖	胰岛素剂量	餐后1小时血糖	时间:	餐前血糖	胰岛素剂量	餐后1小时血糖	时间:	餐前血糖	胰岛素剂量	餐后1小时血糖
92 (5.1) *	R9 N18	133 (7.4)	10:00			117 (6.5)	2:00		R 6 N 6	105 (5.8)
时间: 8:00				时间: 11:45				时间: 5:00		
		2 份碳水化合物	1份碳水化合物			__份碳水化合物	1份碳水化合物			__份碳水化合物
空腹血糖	胰岛素剂量	餐后1小时血糖	时间:	餐前血糖	胰岛素剂量	餐后1小时血糖	时间:	餐前血糖	胰岛素剂量	餐后1小时血糖
94 (5.2)	R9 N18	141 (7.8)	10:00			115 (6.4)	2:00		R6 N6	103 (5.7)
时间: 7:45				时间: 12:00				时间: 5:30		
		2 份碳水化合物	1份碳水化合物			__份碳水化合物	1份碳水化合物			__份碳水化合物

* 括号中血糖值的单位为 mmol/L

问题

① 您是否发现了血糖波动？如果是的话，是哪种波动模式？

_____

② 您打算调整哪种胰岛素的剂量来纠正这种波动？

_____

③ 您打算增加还是减少用量？ _____

④ 增加或减少的剂量是多少？ _____

答案：①早餐后高血糖波动模式　②早餐短效胰岛素剂量　③增加剂量
④1 个单位

分娩期间如何管理血糖

分娩期间将血糖控制在正常范围十分重要。如果血糖过高，产妇就会将额外的葡萄糖输送给宝宝，宝宝就会分泌更多的胰岛素。这会增加宝宝出生后低血糖的风险。

入院前出现临产症状

如果在入院前出现了临产症状，仍然需要在早餐前和三餐后 1 小时自测血糖。

如果您还服用降糖药的话，要参照下文所述的分娩期药物使用指南。

- 如果分娩期间有进食、喝水，请继续服药以预防高血糖。
- 如果分娩期间不想吃东西，也不想喝水，请停止服药以预防低血糖。

什么时候寻求糖尿病管理团队的帮助

分娩期间如果血糖出现如下情况，请联系医生或管理团队：
- 血糖不止一次高于 130mg/dl（7.2mmol/L）
- 血糖不止一次低于 60mg/dl（3.3mmol/L）

注意：如果要实行剖宫产，提前和您的管理团队确认用药以及进食、喝水的时间。

住院分娩时

住院分娩时要告知医生：

- 自己有妊娠糖尿病
  - 医生会每两小时给您测一次血糖以确保血糖达标
  - 您无须携带自己的血糖仪入院，如果习惯使用自己的血糖仪、针头，也可携带
- 告诉医生是否在服用降糖药以及最后一次服药时间
  - 对于分娩期间不吃东西、不喝水的产妇来说，这一点尤其重要。因为这可能会引起低血糖

一旦入院，产妇一般就不需要继续服药了，但是：

- 如果分娩过程中血糖过高，医生可能会给产妇静脉滴注或者注射胰岛素
- 如果分娩时血糖过低，您可能需要进食碳水化合物，比如果汁或饼干

宝宝出生后

宝宝出生后，医护人员会在接下来的一天内监测宝宝的血糖，以确保宝宝的血糖不会降得过低。必要时，医生会给宝宝静脉注射葡萄糖。应对得当的话，1～2天内宝宝的低血糖就会好转了。

出院前，医生会再次检测产妇血糖来确认血糖恢复到正常水平。产后您的胰岛素需求量会显著下降。

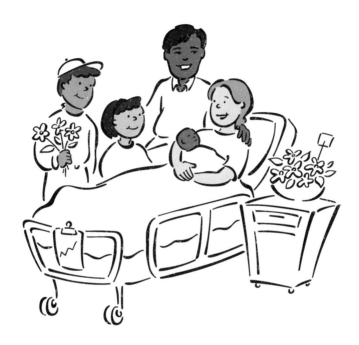

母乳喂养

母乳喂养对产妇和宝宝都有很多益处，妊娠糖尿病不会影响母乳喂养。
母乳喂养的益处有：

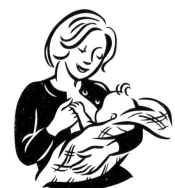

- 有利于增进母子情感
- 有利于宝宝健康成长
- 有利于增强宝宝的抵抗力和免疫力
- 有利于产妇的体重恢复

下述的建议有助于母乳喂养：

- 向医生请教
- 参加医院或诊所的母乳喂养课程
- 加入母乳喂养支持小组

宝宝出生后继续检测血糖

宝宝出生至产后随访这段时间继续坚持检测血糖仍然是很重要的。通常情况下,产后产妇的血糖将很快恢复正常。然而,有些产妇的血糖在产后仍然会维持较高水平。这类产妇可能会被诊断为糖尿病。

什么时候测血糖

在产后随访之前,每周选一天检测血糖。一般产后随访发生在分娩后的4~6周。

在选择测血糖的那一天,要测量以下几个时点的血糖:

- 早餐前
- 主餐前
- 主餐后 **1 ~ 2 小时**

把检测结果记录在血糖记录本上(参考下面的例子)。

	血糖检测结果		
日期	早餐前	主餐前	主餐后1~2小时
2/5	85mg/dl(4.7mmol/L)	119mg/dl(6.6mmol/L)	128mg/dl(7.1mmol/L)

理解产后血糖检测结果

产后随访时要把血糖记录本带给糖尿病管理团队。糖尿病管理团队会评价您的检测结果并做出相应的调整。

- 如果您的血糖结果正常，就可以不再测血糖了，请遵医嘱。

下表描述了正常成年人的血糖水平。

检测时间点	正常值（无糖尿病）
每餐前（包括早餐）	低于100mg/dl（5.6mmol/L）
餐后2小时	低于140mg/dl（7.8mmol/L）

- 如果血糖检测结果异常，糖尿病管理团队将会要求您做更多的检测，从而诊断您是否患有糖尿病。如果被诊断为糖尿病，糖尿病管理团队将会为您制定新的治疗方案。

何时需要联系糖尿病管理团队

如果您出现2次以上的血糖值高于200mg/dl（11.1mmol/L）的情况，需要尽快地预约您的糖尿病管理团队。

如果您再次怀孕

因为您曾经患有妊娠糖尿病，再次怀孕成为妊娠糖尿病的机会就很高。一定要告知医生您曾经患有妊娠糖尿病。

由于发展为糖尿病的风险较高，糖尿病管理团队将会在第一次产检时就为您测血糖。

- 如果孕 12 周或更早的产检时就发现高血糖，那么您有可能就要开始按照 2 型糖尿病进行治疗了。后文 72～73 页将介绍更多关于 2 型糖尿病的信息。
- 如果第一次产检血糖正常，您需要在孕期 24～28 周时再次进行 OGTT 检测（参考本书第 7 页）。

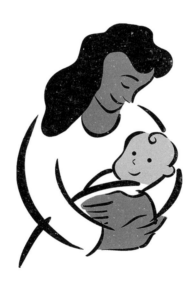

预防 2 型糖尿病

一旦患有妊娠糖尿病,在未来 5～10 年您会有 50% 的风险发展为 2 型糖尿病。即使您在产后血糖恢复正常,未来发展为 2 型糖尿病的风险依然会很高。好消息是有很多种方法可以用来帮助您预防 2 型糖尿病的发生。

- **了解自己的危险因素**
  - 糖尿病的有些危险因素是无法控制的。比如,您不能改变糖尿病的家族史或者您曾患有妊娠糖尿病的事实。
  - 而有些危险因素是您可以控制的,比如体重以及身体活动水平。关注这些危险因素有助于降低您发展为 2 型糖尿病的风险。
- **定期筛查** 每年进行一次糖尿病筛查是十分重要的。确保医生知晓您曾有过妊娠糖尿病。越早诊断 2 型糖尿病,就越有助于预防糖尿病并发症的发生。

2 型糖尿病和妊娠:提前做好计划

如果您已经被确诊为 2 型糖尿病,但仍希望再次怀孕,最好在孕前咨询医生。孕前将血糖控制在正常水平是十分重要的。

孕 6～8 周(此时是宝宝器官发育的阶段)良好的血糖控制对于避免出生缺陷和流产至关重要。孕前做好准备和保持健康就能降低这些风险。

您有哪些危险因素

回答下面的问题，了解您有哪些危险因素。回答为"是"的越多，说明您发展为 2 型糖尿病的风险越高。

请您的家人也回答下面的问题，他们也是糖尿病的高危人群，您可以和家人一起采取措施预防糖尿病。

	是	否
超重？	□	□
吸烟？	□	□
有糖尿病的家族史？	□	□
不爱运动？	□	□
曾被诊断为糖尿病前期（高于正常血糖水平）？	□	□
患有心脏或血管疾病？	□	□
有高血压？	□	□
胆固醇或甘油三酯异常？	□	□
多囊卵巢综合征？	□	□
颈部、腋窝、肘部等皮肤或身体其他部位有黑棘皮症？	□	□
饮食不健康？	□	□
请您的家人回答：曾经有妊娠糖尿病或宝宝出生体重超过 9 磅（4kg）？	□	□

如何降低糖尿病的风险

下文列出了 4 个要点，有助于降低您患 2 型糖尿病的风险：

- **保持健康体重**　如果您超重的话，减掉 10～15 磅（约 5～7kg）就可以改善血糖、血压和血脂。最佳的减重方法是将健康饮食和规律的身体活动相结合，逐步减重。

- **健康膳食、平衡膳食**　吃各种各样的水果蔬菜、全谷物、瘦肉以及低脂奶制品。偶尔您也可以吃一些不那么健康的食物，但是要限制食物的份量和警惕不健康的脂肪。

- **积极运动**　身体活动有助于控制血糖、降低胰岛素抵抗、保持心脏健康。喜爱运动的人更容易减重和保持健康体重。争取每天最少做 30 分钟中等强度的身体活动，比如走路、骑车、双打网球。

- **乐观积极，管理好压力和情绪**　照顾自己和宝宝是一件很累的事情。压力太大会影响您的血糖和身体健康。

请咨询医生获得降低 2 型糖尿病风险更多的办法，也可以参加卫生部门、医院或社区卫生服务中心开展的预防糖尿病的活动。

宝宝出生后的自我管理提示

宝宝出生后,您将会变得非常忙碌了,但是也不要忘了照顾好自己。

- 产后随访前(大概在产后4~6周时),每周找一天检测和记录血糖。
- 按时进行产后随访。把血糖记录本带给医生,以便他们评价产后血糖检测结果。
- 知晓产后抑郁症的症状。如果您觉得需要帮助,请和医生或心理医生联系。
- 确保从现在开始每年进行一次糖尿病筛查。要记住,您现在是 2 型糖尿病的高危人群了。
- 和医生一起制定一份降低 2 型糖尿病风险的计划。

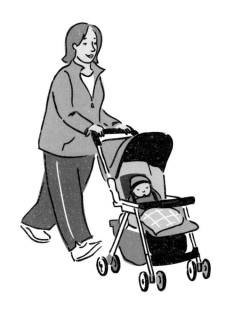

答　案

18页"练习碳水化合物计数"的答案

早餐	量	碳水化合物份数或克数
淡味酸奶	6盎司（约180ml）	1份（15g）
面包片	1片	1份（15g）
花生酱	1汤匙	0份（0g）
碳水化合物总量		2份（30g）

中餐或晚餐	量	碳水化合物份数或克数
牛排或鱼肉	3盎司（约90g）	0份（0g）
烤土豆	1个中等大小（6盎司，约180g）	2份（30g）
绿豌豆（熟）	½杯	0份（0g）
生菜沙拉	小	0份（0g）
意大利酱汁	2汤匙	0份（0g）
小圆面包	1个（1盎司，约30g）	1份（15g）
黄油	1茶匙	0份（0g）
饼干（小）	2块	1份（15g）
无咖啡因咖啡	1杯	0份（0g）
碳水化合物总量		4份（60g）

零食	量	碳水化合物份数或克数
麦棒	1个	2份（27g）
碳水化合物总量		2份（27g）

快餐	量	碳水化合物份数或克数
汉堡包	1个	2份（33g）
薯条	小份	2份（29g）
无糖软饮	16盎司（约480ml）	0份（0g）
冰激凌甜筒	小份	1½份（24g）
碳水化合物总量		5½份（86g）

76

28检